AF322063

RÉFLEXIONS SUR UN CAS

DE

TAILLE HYPOGASTRIQUE

POUR

CALCUL DE LA VESSIE

CHEZ UN VIEILLARD DE 77 ANS

PAR

Le Dr Robert JAMIN

Ancien interne des hôpitaux de Paris
Lauréat de la Faculté de Médecine.

———

Travail lu à la *Société médicale du IX*e *arrondissement*
(8 DÉCEMBRE 1892.)

———

CLERMONT (OISE)

IMPRIMERIE DAIX FRÈRES
3, PLACE SAINT-ANDRÉ, 3

———

1892

RÉFLEXIONS SUR UN CAS

DE

TAILLE HYPOGASTRIQUE

POUR

CALCUL DE LA VESSIE

CHEZ UN VIEILLARD DE 77 ANS

PAR

Le Dr Robert JAMIN

Ancien interne des hôpitaux de Paris
Lauréat de la Faculté de Médecine.

Travail lu à la *Société médicale du IXe arrondissement*
(8 DÉCEMBRE 1892.)

CLERMONT (OISE)

IMPRIMERIE DAIX FRÈRES
3, PLACE SAINT-ANDRÉ, 3

1892

DU MÊME AUTEUR

Étude sur l'uréthrite chronique blennorrhagique, thèse inaugurale, février 1883 (*Oct. Doin.*) — Epuisé.

La Faculté de médecine de Paris a décerné, en 1884, à cet ouvrage : 1° une médaille de bronze ; 2° une partie du prix Châteauvillars, et l'Académie de médecine, en 1887, une partie du prix d'Argenteuil.

De l'application de la lithotritie à séances prolongées au traitement des calculs volumineux. (*Annales des maladies des organes génito-urinaires*, 1883).

Des fistules juxta-uréthrales du méat comme cause de persistance de la blennorrhée. (*Ann. des mal. des org. gén.-urin.*, juillet 1886).

Les tumeurs de la vessie au point de vue chirurgical. (*Revue des Sciences médicales*, avril 1887).

Impuissance congénitale guérie par l'opération d'un varicocèle. (*Annales des maladies des organes génito-urinaires*, juin 1889).

Incontinence d'urine chez une jeune fille guérie par l'électrisation de l'urèthre. (*Ann. des mal. des org. gén.-urin.*, juillet 1889).

Considérations pathogéniques sur l'hémospermie d'origine non-inflammatoire : Observations d'éjaculations sanglantes. (*Ann. des mal. des org. gén.-urin.*, nov. 1891).

Présence du phosphate d'alumine dans l'urine (en collaboration avec M. Girard. (*Ibid*, déc. 1891).

Leçons sur les uréthrites blennorrhagiques, faites à l'hôpital Necker par le professeur F. GUYON, recueillies et rédigées par le Dr ROBERT JAMIN. (*Annales des maladies des organes génito-urinaires*, 1883).

Leçons sur les tumeurs de la vessie et la chirurgie des voies urinaires, de sir HENRY THOMPSON, traduites et annotées par le Dr ROBERT JAMIN. (*J.-B. Baillière et fils*, janvier 1885).

Leçons cliniques sur les maladies des voies urinaires, de sir HENRY THOMPSON, traduites par le Dr R. JAMIN. (*J.-B. Baillière et fils*, 1889).

Articles : Sondes, Suspensoirs, Séton, Urèthre et Vessie du *Nouveau Dictionnaire de Médecine et de Chirurgie pratiques*, publié sous la direction du prof. JACCOUD. (*J.-B. Baillière et fils*, 1882-1885).

Progrès réalisés depuis dix ans dans la chirurgie des voies urinaires, rapport présenté à la *Société de Médecine pratique de Paris* (août 1889).

RÉFLEXIONS SUR UN CAS

DE

TAILLE HYPOGASTRIQUE

POUR CALCUL DE LA VESSIE

CHEZ UN VIEILLARD DE 77 ANS

(Travail lu à la Société médicale du IXe Arrondissement.)

Le calcul vésical, que j'ai l'honneur de présenter à la Société, mesure exactement 6 centimètres 2 millimètres de long, 5 centimètres de large et 4 centimètres 2 millimètres d'épaisseur ; il pèse 91 grammes. Son centre, comme vous pouvez en juger, est formé par un très volumineux noyau d'acide urique et l'écorce est constituée par une épaisse couche de phosphates.

Ce calcul provient d'un vieillard de 77 ans, cultivateur de pêches à Montreuil-sous-Bois, auprès duquel son médecin habituel, le Dr Lefèvre, m'appelait en consultation, le 3 novembre dernier, par une lettre se terminant ainsi : « Hâtez-vous de venir, si vous voulez trouver le malade encore vivant...»

Et, en effet, l'état de ce vieillard était plus qu'inquiétant lorsque j'arrivai près de lui ce jour-là.

Amaigrissement et épuisement extrêmes par plusieurs années de souffrances, de perte de sommeil et de l'appétit (à peine un litre de lait par jour pour toute nourriture) ; pouls petit, fréquent et intermittent, température oscillant depuis quelques jours entre 38 et 39° ; langue sèche, rouge et dépouillée des « vieux urinaires », muguet, etc... Par l'exploration de la vessie, on sentait une pierre très rugueuse, mesurant plus de 6 centimètres et baignant dans une urine qui n'était qu'une sorte de purée, épaisse et grisâtre, d'odeur absolument infecte.

Si elle était acceptée par la famille (car il ne fallait pas songer à en demander l'autorisation au malade lui-même), l'intervention chirurgicale s'imposait ici avec tous les caractères et les dangers d'une véritable opération d'urgence à pratiquer presque *in extremis*. Il est assez rare que nous ayons à opérer ainsi extemporanément un calculeux pour que j'aie cru intéressant d'attirer d'abord votre attention sur ce premier point.

L'intervention décidée pour le lendemain 5 novembre, je crus devoir, en conscience, essayer de broyer la pierre, dans l'espoir d'infliger un moindre traumatisme à ce vieillard presque mourant. Et je tentai en effet la lithotritie avec le précieux concours de deux de nos collègues de cette Société, mes excellents amis les Drs Guiard et Launois, et du Dr Lefèvre (de Montreuil).

Certes, le volume du calcul n'était pas une contre-indication à la lithotritie. Tous les chirurgiens s'occupant d'affections des voies urinaires ont, j'en suis sûr, broyé et évacué des pierres mesurant et dépassant 5 à 6 centimètres de diamètre. En 1883, au sortir de mon internat chez M. le professeur Guyon, j'ai moi-même publié un travail intitulé « *La lithotritie des calculs volumineux* », dans lequel, m'appuyant sur la pratique de mon maître et sur plusieurs cas observés dans son service hospitalier, je montre que de grosses pierres, naguère encore réservées à la taille, sont maintenant justiciables de la lithotritie, telle que nous la pratiquons depuis une douzaine d'années. J'irai même plus loin et je dirai : Souvent, dans ces cas-limites, où l'on hésite entre la taille et la lithotritie, le choix de l'opération est plutôt dicté par les conditions inhérentes au *contenant* (vessie, prostate, urine, etc...) que par les dimensions et la dureté du *contenu*, à moins cependant que celles-ci soient tout à fait exceptionnelles.

Je reviens à mon opération. Au bout d'un quart d'heure de manœuvres intra-vésicales, je n'étais parvenu qu'à écorner avec le lithotriteur le fragment que vous voyez à côté du calcul. Je me trouvais donc en présence d'une opération sinon impossible, au moins extrêmement difficile, longue, compliquée, peut-être et surtout *incomplète*, et, par conséquent, dangereuse.

La vessie de mon malade réalisait, en effet, les conditions de ce type que mon maître, le professeur Guyon, a appelé la *vessie en portefeuille*, c'est-à-dire spacieuse, il est vrai, par suite de sa longue distension, mais très anciennement malade et se plissant, se contractant irrégulièrement (*se contracturant*, devrais-je dire) sur une pierre volumineuse, quelle que fût d'ailleurs la perfection de l'anesthésie chloroformique, confiées aux mains toujours sûres de mon ami le Dr Launois. C'était, en un mot, une vessie à surprises, et à surprises toujours bien désagréables, qui nous eût enchâtonné nos fragments dans des cellules non pas anatomo-pathologiques pré-existantes, mais physiologico-pathologiques et se produisant pendant l'opération. Et, à ce propos, mon ami le Dr Guiard me rappelait dernièrement une lithotritie dans laquelle nous avions assisté M. le professeur Guyon il y a sept ou huit ans. Il s'agissait d'un vieillard de 82 ans, ancien calculeux, qui vit toujours d'ailleurs, et qui présentait cette condition malheureuse de la vessie. Le broiement et l'évacuation avaient été conduits avec l'habileté, la prudence et la ténacité que notre maître apporte au débarras complet de la vessie : celle-ci avait été vérifiée par le double et nécessaire contrôle du lithotriteur et de l'aspirateur ; pas le moindre contact suspect, pas le moindre cliquetis contre le bec de la sonde évacuatrice. Et, en effet, le résultat fut excellent pendant cinq à six jours : c'est seulement au bout de ce temps que les plis de la vessie, jusque là littéralement tétanisés, consentirent à lâcher les quelques fragments qu'ils avaient emprisonnés et dont le retour dans la cavité vésicale détermina une cystite extrêmement longue et pénible.

Je me demandai ce qu'il adviendrait si, dans quelques jours, je devais recommencer des manœuvres quelconques chez ce vieillard mourant dont la vessie, déjà si malade, le serait encore davantage après une lithotritie difficile, prolongée et incomplète. En outre, éloigné de mon opéré, je ne pouvais le surveiller avec l'assiduité consécutive que réclame une lithotritie entreprise dans de semblables conditions. Cette opération présente, dans les jours suivants, des indications et exige des soins tout particuliers, car elle appartient à une chirurgie plus spéciale que la taille, laquelle rentre plutôt dans le domaine de la chirurgie générale. C'est, en somme, une plaie suturée et drainée, demandant une surveillance facile à confier à tout médecin praticien, sans qu'il soit besoin de s'être consacré exclusivement à la chirurgie des voies urinaires. Aussi, je dois l'avouer, je serais plus tranquillisé en quittant, après l'opération, ce malade dans la vessie duquel je serais certain de n'avoir rien laissé, même au prix d'une intervention en apparence plus grave, mais complète.

Je vous détaille longuement les perplexités par lesquelles je suis passé à ce moment sur le terrain opératoire, notre champ de bataille à nous, mais, en réalité, elles ne durèrent que quelques minutes. Aussi, après avoir pris l'avis autorisé de mes deux aides, mes anciens camarades de l'Ecole de Necker, nous passâmes résolument à la taille hypogastrique.

Je ne vous décrirai pas les différentes phases de l'opération, qui

n'a offert aucune particularité digne d'être notée spécialement.
L'incision de la peau et de la paroi abdominale, pratiquée exactement sur la ligne médiane, ne s'accompagna que d'un suintement
sanguin tout à fait insignifiant, si bien qu'aucune ligature de vais-
seau ne fut nécessaire : cette circonstance était particulièrement
heureuse chez un vieillard épuisé. Après la mise en place des
deux anses de fils suspenseurs, attirant et écartant les lèvres de
la plaie vésicale, les manœuvres de débarras complet de la vessie
furent un peu compliquées par la tentative préalable de lithotritie,
en ce sens qu'il fallut procéder non seulement à l'extraction assez
facile du calcul, mais encore à celle plus méticuleuse du fragment
éclaté et surtout des poussières résultant des diverses prises du
lithotriteur sur la pierre.

Avec les soins antiseptiques habituels, je suturai partiellement
la vessie, puis la paroi abdominale avec du catgut, et la peau avec
du crin de Florence. Le double tube-siphon, fixé à l'angle infé-
rieur de la plaie, et une sonde en caoutchouc de de Pezzer, introduite par voie rétrograde, me semblaient assurer un drainage
parfait de la cavité vésicale à la fois par l'hypogastre et par l'urèthre.

Du haut de la tribune de l'Académie de médecine, un chirurgien
des hôpitaux lançait, le mois dernier, cette apostrophe un peu
exclusive, à savoir que « la fermeture de la vessie, après la taille
hypogastrique, n'est plus combattue aujourd'hui que par un ou
deux chirurgiens *en retard* ! » Au risque d'encourir les foudres de
notre confrère, je m'applaudis d'avoir *retardé*, dans le cas parti-
culier, en laissant la vessie partiellement ouverte et largement
drainée pendant plusieurs jours. Même en faisant abstraction de
l'existence et de l'ablation du calcul, l'ouverture sus-pubienne et
le drainage de la vessie par l'hypogastre ne sont-ils pas, en dernier ressort, un des meilleurs et des plus sûrs modes de traitement des cystites graves, anciennes et rebelles à nos médi-
cations habituelles. En agissant comme je l'ai fait, non seulement
je me mettais aussi complètement que possible à l'abri d'une infil-
tration d'urine consécutive à la taille, mais encore je guérissais la
cystite. D'ailleurs, je doute qu'aucun chirurgien, si *avancé* soit-il,
consente jamais à fermer une vessie infectée à ce point et sécrétant
le magma purulent et infect que, mes aides et moi, nous avons vu
et senti au moment de l'opération.

Seulement, je dois exprimer un regret : c'est de ne pas avoir
placé les *fils d'attente* préconisés par mon ami Guiard dans un
travail sur la taille hypogastrique, qu'il a publié en mars 1887,
dans les *Annales des maladies des organes génito-urinaires*. Ce pro-
cédé, qui lui a réussi plusieurs fois pour hâter par une sorte de

suture secondaire la cicatrisation de la plaie sus-pubienne, eût certainement diminué la convalescence de mon opéré, étant donné surtout le peu de vitalité de ses tissus. Ceux-ci bourgeonnant mal, n'ont réparé que bien lentement, à mon gré et au sien, la brèche abdominale persistant après l'enlèvement des tubes-siphons. Dans une circonstance analogue, je ne manquerais pas d'employer ces fils d'attente, convaincu de leur grande utilité. Mais, j'avoue qu'ici j'avais, pour des raisons multiples, si grande hâte de terminer l'opération que j'ai négligé, bien à tort, ce perfectionnement incontestable de la taille hypogastrique. Il est probable que la cicatrisation complète y eût gagné au moins huit à dix jours.

Le drainage uréthral me donna moins de satisfaction que le drainage hypogastrique. Comme je m'y attendais, tant que le double tube-siphon est resté en place, il a seul fonctionné, drainant toute l'urine, dont aucune goutte n'est sortie par la sonde du Dr de Pezzer qu'au moment de l'opération, nous avions introduite dans l'urèthre par voie rétrograde. Mais celle-ci n'a pas fonctionné davantage quand le drainage hypogastrique a été supprimé et que la plaie commençait à se fermer. Cette sonde n'avait servi qu'à déterminer une uréthrite assez intense, qui guérit seule, d'ailleurs, en quelques jours. Je la remplaçai donc, au bout de trois ou quatre jours, par celle de notre collègue le Dr Malécot qui d'emblée fonctionna dans la perfection. Malheureusement, quatre jours après, elle sortait du canal à la suite d'un mouvement fait par le malade pour aller à la selle. Je la replaçai et la laissai à demeure encore une dizaine de jours jusqu'à ce que la plaie fût complètement fermée. J'ajouterai qu'elle n'a déterminé aucune irritation du canal.

Malgré ces quelques petits incidents de sondes à demeure, les suites opératoires furent des plus favorables. La température qui, la veille, atteignait 39°, baissait le soir de l'opération à 38°5 et, depuis lors, elle n'a jamais dépassé 37°. L'urine est jaune-ambrée, presque tout à fait limpide et ne rappelle en rien la boue grisâtre qu'elle était avant l'intervention. Mon opéré mange et engraisse et, sa plaie étant cicatrisée, il peut être considéré, je crois, comme complètement guéri. C'est presque contre toute espérance, je dois l'avouer, que se termine ainsi d'une façon si heureuse ce cas qui, au début, se présentait sous les apparences peut-être les plus mauvaises que j'aie jamais rencontrées jusqu'à présent.

En résumé : 1° J'ai opéré d'urgence et, pour ainsi dire, *in-extremis*, un vieillard de 77 ans porteur d'un très volumineux calcul vésical. — 2° J'ai renoncé, chez lui, à la lithotritie commencée parce qu'elle ne m'assurait pas, en raison de l'état de la vessie, le débarras immédiat et total de celle-ci. — 3° Par le drainage sus-pubien, j'ai rendu plus complète la guérison de mon opéré, qui eût été encore hâtée sans doute par les fils d'attente et la suture secondaire de Guiard.

Comme corollaire à l'observation précédente, et, pour vous bien montrer que les dimensions de la pierre ne constituent pas pour moi l'indication exclusive de la taille, voici les débris d'un autre calcul que j'ai broyé et évacué hier matin chez un homme de 68 ans avec l'aide de mes amis, les Drs Guiard et Ladroitte (de Brunoy), médecin habituel du malade. Réunis en masse, ces débris forment un volume à peu près égal à celui du calcul de mon précédent opéré. Et encore une certaine quantité de poussière calculeuse a été perdue, comme toujours, dans l'eau des lavages. Bien que cette pierre fût grosse et dure (acide urique), la vessie étant bonne, je n'ai pas hésité à faire la lithotritie, dût-elle être longue (elle a duré 1 heure 45 minutes) et je suis certain d'avoir effectué le débarras complet. Ce soir, l'état de mon opéré d'hier était excellent.

Clermont (Oise). — Imprimerie Daix frères, place Saint-André 3.